BEI GRIN MACHT SICH IHR WISSEN BEZAHLT

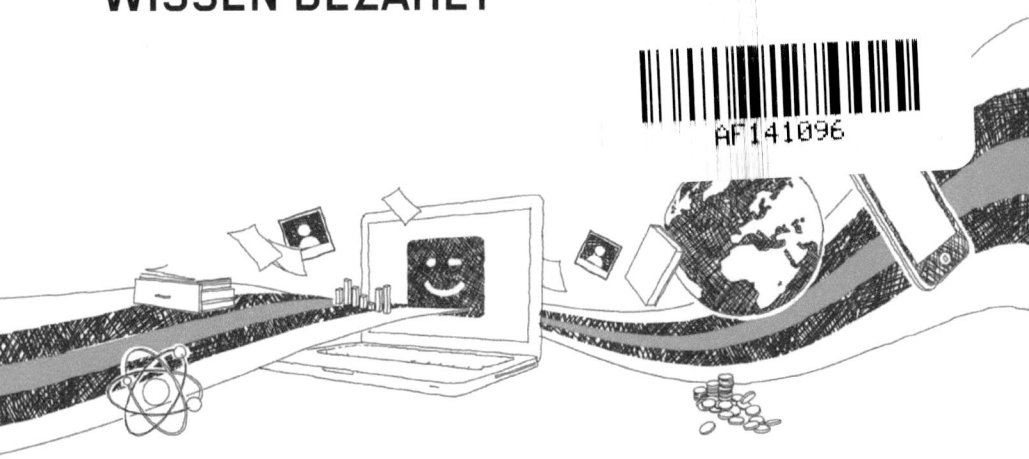

- Wir veröffentlichen Ihre Hausarbeit, Bachelor- und Masterarbeit

- Ihr eigenes eBook und Buch - weltweit in allen wichtigen Shops

- Verdienen Sie an jedem Verkauf

Jetzt bei www.GRIN.com hochladen und kostenlos publizieren

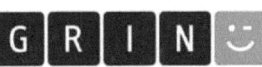

Sarah Lipp

Ungewollte Kinderlosigkeit. Möglichkeiten und Grenzen der Leihmutterschaft

GRIN Verlag

Bibliografische Information der Deutschen Nationalbibliothek:

Die Deutsche Bibliothek verzeichnet diese Publikation in der Deutschen National-
bibliografie; detaillierte bibliografische Daten sind im Internet über http://dnb.d-
nb.de/ abrufbar.

Impressum:

Copyright © 2014 GRIN Verlag GmbH
Druck und Bindung: Books on Demand GmbH, Norderstedt Germany
ISBN: 978-3-656-85490-6

Dieses Buch bei GRIN:

http://www.grin.com/de/e-book/285249/ungewollte-kinderlosigkeit-moeglichkeiten-
und-grenzen-der-leihmutterschaft

GRIN - Your knowledge has value

Der GRIN Verlag publiziert seit 1998 wissenschaftliche Arbeiten von Studenten, Hochschullehrern und anderen Akademikern als eBook und gedrucktes Buch. Die Verlagswebsite www.grin.com ist die ideale Plattform zur Veröffentlichung von Hausarbeiten, Abschlussarbeiten, wissenschaftlichen Aufsätzen, Dissertationen und Fachbüchern.

Besuchen Sie uns im Internet:

http://www.grin.com/

http://www.facebook.com/grincom

http://www.twitter.com/grin_com

Universität Bayreuth
Rechts- und Wirtschaftswissenschaftliche Fakultät
Institut für Medizinmanagement und Gesundheitswissenschaften

Seminar zum Thema
„Medizinische Entwicklungen - Demographischer Wandel - Familie"
im WS 2014/15

Ungewollte Kinderlosigkeit -
Möglichkeiten und Grenzen der Leihmutterschaft

Vorgelegt von: Sarah Lipp

Abgabedatum: 13.10.2014

Fachsemester: 5
Studiengang: Gesundheitsökonomie
Angestrebter Abschluss: Bachelor of Science

Inhaltsverzeichnis

Adoptionsvermittlungsgesetz	AdVermiG
beziehungsweise	bzw.
Bürgerliches Gesetzbuch	BGB
Bundeszentrale für gesundheitliche Aufklärung	BZgA
Embryonenschutzgesetz	ESchG
Europäische Gesellschaft für Reproduktion und Embryologie	ESHRE
eventuell	evtl.
Gesetz über das Verfahren in Familiensachen und in den Angelegenheiten der freiwilligen Gerichtsbarkeit	FamFG
In-vitro-Fertilisation	IVF
Zivilprozessordnung	ZPO

1. Einleitung

Die Zahl kinderloser Frauen hat in den vergangenen Jahren stetig zugenommen.[1] Nunmehr zählt Deutschland mit 1,4 Kindern je Frau zu den Ländern mit dem niedrigsten Geburtenniveau der Welt.[2] Diese Entwicklung in Deutschland wirft Fragen auf. Wünschen sich immer mehr Paare aus finanziellen oder ähnlichen Gesichtspunkten keine Kinder mehr?[3] Oder tritt vermehrt der Fall einer unfreiwilligen Kinderlosigkeit ein?

Tatsächlich ist die Zahl der dauerhaft kinderlos gebliebenen Paare in den letzten Jahren gestiegen und liegt derzeit etwa bei 15%. Natürlich sollte darunter jedoch berücksichtigt werden, dass sich nicht alle kinderlosen Paare generell Kinder wünschen. Deshalb ist der Anteil jener, welche ungewollt kinderlos verbleiben mit 5 bis 10% deutlich niedriger.[4]

Angesichts der derzeitigen demographischen Entwicklungen in Deutschland, fördern Politik und Gesellschaft die Inanspruchnahme fortpflanzungsmedizinischer Behandlungen durch eine 50%-ige Kostenerstattung der Krankenkassen.[5] So werden deutschlandweit jährlich mehr als 40.000 Paare reproduktionsmedizinisch behandelt.[6]

Letztlich sind in Deutschland jedoch nicht alle Formen der Kinderwunschbehandlung erlaubt. So bleibt etwa die Leihmutterschaft durch Bestimmungen des Embryonenschutzgesetzes (ESchG) unter Berücksichtigung ethischer, sittlicher und moralischer Beweggründe verboten.[7]

Insgesamt betrachtet, wurden bezüglich der Durchführung von Leihmutterschaften weltweit unterschiedliche rechtliche Grundlagen geschaffen. Während sich einige Länder gegen die Leihmutterschaft aussprechen, bieten Kliniken in Russland oder Indien die Dienste ihrer Leihmütter sogar kommerziell an.[8]

Vor diesem Hintergrund ist die zentrale Fragestellung dieser Arbeit, wie die zunehmende Abwanderung ungewollt kinderloser Paare ins liberale Ausland zu bewerten ist.[9] Denn wenn sich die rechtlichen Gegebenheiten bei leihmutterschaftstouristischen Fällen überschneiden, folgen häufig Konfliktsituationen.[10] Ein guter Ansatzpunkt scheint deshalb die Annahme

---

[1] Vgl. Statistisches Bundesamt (2012)
[2] Vgl. Statistisches Bundesamt (2013)
[3] Vgl. Robert Koch Institut (2004)
[4] Vgl. Diel (2014), S.30f.
[5] Vgl. Robert Koch Institut (2004)
[6] Vgl. Schuh (2013), S.38
[7] Vgl. Seehafer (2005), S.253
[8] Vgl. Depenbusch, Schultze-Mosgau (2013), S.298f.
[9] Vgl. Duden (2014), S.164
[10] Vgl. Depenbusch, Schultze-Mosgau (2013), S.299f.

Helms, dass „in Zukunft [vielleicht] die Vielfalt der international vorhandenen Lösungsmodelle stärker berücksichtigt werden" müsste.[11]

Im Folgenden sollen in Kapitel zwei theoretische Grundlagen zum Thema ungewollte Kinderlosigkeit geschaffen werden, während in den weiteren Ausführungen des Kapitels drei das Hauptaugenmerk auf die Leihmutterschaft im In- und Ausland gelegt wird. Darunter soll vor allem auf die unterschiedlichen rechtlichen Gegebenheiten eingegangen werden und generell ein Einblick in die komplexen Sachverhalte der Leihmutterschaft geschaffen werden. Vor dem Fazit in Kapitel fünf werden in Kapitel vier die Vor- und Nachteile der Leihmutterschaft abgewogen.

2. Ungewollte Kinderlosigkeit

2.1 Unfruchtbarkeit bei Mann und Frau

Gemäß einer Definition der Weltgesundheitsorganisation ist ein ungewollt kinderloses Paar von Unfruchtbarkeit betroffen, sofern nach ein bis zwei Jahren regelmäßigem ungeschütztem Geschlechtsverkehr entgegen ihrem Wunsch eine Schwangerschaft ausbleibt.[12]

In der Medizin wird Unfruchtbarkeit vor allem durch die Fachtermini *Sterilität* und *Infertilität* beschrieben. Grundsätzlich unterscheidet man zwei Arten der *Sterilität*. Primäre Sterilität besteht dann, wenn eine Frau noch nie schwanger geworden ist bzw. der Mann bisher noch kein Kind gezeugt hat. Demgegenüber steht die sekundäre Sterilität. Diese betrifft Frauen, welche bereits schwanger geworden sind, bei denen nun aber keine zweite Schwangerschaft mehr eintritt. In diesem Fall sollte als mögliche Ursache die mit dem Alter abnehmende Fertilität der Frau berücksichtigt werden.[13]

Der Begriff der *Infertilität* hingegen bezieht sich ausschließlich auf Frauen. Infertile Frauen sind grundsätzlich nicht steril, da sie durchaus schwanger werden können. Es ist ihnen jedoch nicht möglich, das Kind lebensfähig zur Welt zu bringen.[14]

Zum Ausdruck der Unfruchtbarkeit oder einer eingeschränkten Fertilität werden die Begriffe Infertilität und Sterilität häufig synonym verwendet.[15]

Gewöhnlich ist für die männliche Fertilitätsstörung eine verminderte Spermienqualität verantwortlich. Sind Frauen unfruchtbar, wird oftmals eine Störung der Ovulation oder des Menstruationszyklusses diagnostiziert.[16] Es wird angenommen, dass die Kinderlosigkeit je-

[11] Helms (2013), S.119
[12] Vgl. Robert Koch Institut (2004)
[13] Vgl. Pschyrembel (2013), S.1992
[14] Vgl. ebd., S.1000
[15] Vgl. Ludwig et al. (2013), S.2
[16] Vgl. Bokelmann, Bokelmann (2003), S.6

weils zu etwa 30 bis 40%-iger Wahrscheinlichkeit auf den Mann bzw. die Frau zurückzuführen ist. In den übrigen Fällen wären entweder beide Partner gleichzeitig Grund für den unerfüllten Kinderwunsch oder die genaue Ursache bliebe ungeklärt.[17] Hierzu finden sich jedoch in der Fachliteratur differente Aussagen. So behauptet Ludwig in dem Werk Reproduktionsmedizin entgegen der vorigen Annahmen, dass zu etwa 80% „bedeutende Ursachen bei beiden Partnern und nur selten eine alleinige Ursache auf Seiten der Frau oder des Mannes" vorliegt.[18] Innerhalb beider Betrachtungsweisen liegt die Ursache in etwa gleichverteilt bei Mann und Frau. Trotzdem beginnt erst seit kurzem der Mann in der Kinderwunschbehandlung verstärkt berücksichtigt zu werden. So sind Frauen bis heute in die reproduktionsmedizinische Behandlung deutlich stärker eingebunden als Männer.[19]

2.2 Mögliche Umgangsweisen mit einem unerfüllten Kinderwunsch

Den Aussagen Almuts zufolge bestanden im Jahr 2010 in Deutschland zwischen 0,5 bis 1,5 Millionen unerfüllte Kinderwünsche.[20] Häufig suchen Frauen zunächst Rat bei ihrer Gynäkologin, sofern sich über einen längeren Zeitraum keine Schwangerschaft einstellt. Kinderwunschbehandlungen setzen auf diesem Wege zumeist in der Reproduktionsmedizin an.[21] Nach langanhaltenden Misserfolgen und der letztlichen Zuwendung nach Hilfe von außen, neigen die Paare dazu, die Wahrscheinlichkeit für den Eintritt einer Schwangerschaft durch Fruchtbarkeitsbehandlungen zu hoch einzuschätzen.[22] Deshalb ist es wichtig, dass sich die Betroffenen vor Beginn der Therapie über Erfolgsaussichten, sowie mögliche Risiken aufklären lassen.[23] Zudem empfiehlt es sich für das Paar vor Behandlungsbeginn einen gewissen maximalen Behandlungszeitraum gedanklich festzumachen, um zu verhindern in einem Teufelskreis zwischen immer wiederkehrender Hoffnung und Enttäuschung zu münden.[24] Tatsächlich kann nur jedem zweiten Paar durch reproduktionsmedizinische Eingriffe der ersehnte Wunsch vom Kind erfüllt werden.[25] Dafür müssen die Wunscheltern oft jahrelange Behandlungen mit immer neuen Therapieversuchen auf sich nehmen ohne Gewissheit irgendwann Erfolg zu haben.[26] Sie richten alle Hoffnung und Energie auf die Kinderwunsch-

---

[17] Vgl. BZgA (2012)
[18] Ludwig et al. (2013), S.2f.
[19] Vgl. ebd., S.2
[20] Vgl. Almut (2010), S.104
[21] Vgl. Fränznick, Wieners (2001), S.90
[22] Vgl. BZgA (2013)
[23] Vgl. ebd.
[24] Vgl. Fränznick, Wieners (2001), S.102
[25] Vgl. BZgA (2013)
[26] Vgl. Fränznick, Wieners (2001), S.107

behandlung und stellen sich dabei auf eine Zukunft mit Kind ein. Gegebenenfalls muss ein Paar jedoch auch verstehen lernen, dass es ein Leben ohne eigenes Kind führen muss. Vor diesem Hintergrund ist es wichtig, sich während der Behandlung neben dem Kind andere Perspektiven für die Zukunft offen zu halten. Da dies oft nicht geschieht, geraten kinderlos gebliebene Wunscheltern oftmals in eine Sinnkrise.[27] Fällt die Verarbeitung sehr schwer, ist in manchen Fällen sogar Betreuung durch einen Psychotherapeuten ratsam.[28] Daneben haben betroffene Paare auch die Möglichkeit Selbsthilfegruppen zu besuchen. Hier können sie sich mit anderen Personen austauschen, welche dieselben oder ähnliche Erfahrungen gesammelt haben.[29]

Bleibt der Wunsch vom eigenen Kind selbst nach fortpflanzungsmedizinischen Behandlungen unerfüllt, muss nicht zwangsläufig folgen, dass diese Paare künftig ohne Kind leben müssen. Es bestehen dann für die Wunscheltern immer noch Alternativen, wie eine Adoption, die Aufnahme eines Pflegekindes und bei Sterilität des Mannes bzw. Infertilität der Frau eine Samen- oder Eizellspende.[30] Darüber hinaus wäre die Beauftragung einer Leihmutter denkbar. Welche Möglichkeiten und Grenzen die Leihmutterschaft als mögliche Form der Kinderwunschbehandlung ungewollt kinderlosen Paaren bietet, soll im Folgenden näher erörtert werden.

3. Möglichkeiten und Grenzen der Leihmutterschaft

3.1 Formen der Leihmutterschaft

Der zweite Abschnitt des Adoptionsvermittlungsgesetzes beschäftigt sich mit der Ersatzmutterschaft. Darunter wird die Leih- bzw. Ersatzmutter in §13 a Adoptionsvermittlungsgesetz (AdVermiG) folgendermaßen definiert:

„Ersatzmutter ist eine Frau, die auf Grund einer Vereinbarung bereit ist,

sich einer künstlichen oder natürlichen Befruchtung zu unterziehen oder

einen nicht von ihr stammenden Embryo auf sich übertragen zu lassen oder sonst auszutragen

und das Kind nach der Geburt Dritten zur Annahme als Kind oder zur sonstigen Aufnahme auf Dauer zu überlassen."[31]

---

[27] Vgl. Fränznick, Wieners (2001), S.56f.
[28] Vgl. BZgA (2012)
[29] Vgl. Fränznick, Wieners (2001), S.154
[30] Vgl. Almut (2010), S.107
[31] Bundesamt für Justiz (2014)

Unterschieden werden zwei Arten der Leihmutterschaft. Bei der *traditionellen Form* der Leihmutterschaft wird eine Insemination der Leihmutter mit dem Sperma des Wunschvaters vorgenommen. Demzufolge ist hier die genetische und gebärende Mutter die Leihmutter.[32] In diesem Zusammenhang ist auch von einer Ersatzmutterschaft die Rede.[33] Ähnliche Gegebenheiten finden sich bereits im Alten Testament. Demnach schickt die unfruchtbare Sarah ihren Ehemann Abraham zur Magd Hagar, damit diese gemeinsam ein Kind zeugen.[34] Daneben gibt es die *gestationale Form* der Leihmutterschaft, bei der genetische und biologische Mutter auseinanderfallen. In die Gebärmutter der Leihmutter wird dann mittels In-vitro-Fertilisation (IVF) ein Embryo mit der genetischen Erbinformation der Wunscheltern eingesetzt.[35] Unter diesen Umständen spricht man auch von einer Leih-[36] oder Tragemutterschaft.[37] Obwohl also innerhalb der Leih- und Tragemutterschaft generell ein Unterschied besteht, werden die Begriffe wie beispielsweise auch im deutschen Embryonenschutzgesetz meist synonym verwendet.[38]

3.2 Rechtliche Rahmenbedingungen in Deutschland

3.2.1 Rechtfertigung einer restriktiven deutschen Haltung

In Deutschland ist die Leihmutterschaft durch Bestimmungen des Adoptionsvermittlungsgesetzes und Embryonenschutzgesetzes aus ethischen, sittlichen und moralischen Gründen verboten.[39] Angesichts der Tatsache, dass bei der Entstehung eines Kindes auf dem Wege der Leihmutterschaft mindestens drei Elternteile - Wunschmutter, Wunschvater und Leihmutter - beteiligt sind, handelt es sich um keine normale Familienkonstellation.[40] Unter derartigen Umständen können sehr schnell ungewöhnliche Konfliktsituationen entstehen, deren Lösung schwer ist.

So gab es bereits Fälle, in denen die Wunscheltern nicht bereit waren, das von der Leihmutter geborene behinderte Kind anzunehmen. Andere Vorfälle sind bekannt, in denen die Leihmutter während der Schwangerschaft eine emotionale Bindung zu dem Kind aufgebaut

---

[32] Vgl. Depenbusch, Schultze-Mosgau (2013), S.298
[33] Vgl. Diel (2014) S.15
[34] Vgl. Bokelmann, Bokelmann (2003), S.13
[35] Vgl. Depenbusch, Schultze-Mosgau (2013) S.298
[36] Vgl. Diel (2013), S.15
[37] Vgl. Engel (2014), S.539
[38] Vgl. Diel (2014), S.15
[39] Vgl. Seehafer (2005), S.253
[40] Vgl. Depenbusch, Schultze-Mosgau (2013), S.300

hatte. Daraufhin war sie entgegen der Vereinbarung nicht mehr bereit, das Kind nach der Geburt an die Wunscheltern zu übergeben.[41]

Der Embryo, wie auch die Austragende bauen im Mutterleib eine Beziehung auf, welche als schützenswert erachtet wird.[42] Im Zentrum der Überlegung eines Verbots steht deshalb vor allem das Interesse am Wohl des Kindes und der Leihmutter. Auch der Gedanke des deutschen Gesetzgebers einer womöglich erschwerten Identitätsfindung des Kindes scheint nachvollziehbar.[43] Zum anderen soll die Leihmutter vor Ausbeutung geschützt werden[44] und mit dem Verbot der Leihmutterschaft einer Kommerzialisierung des Kinderkriegens im Sinne des Kinderhandels vorgebeugt werden.[45]

3.2.2 Grundlagen gesetzlicher Bestimmungen zur Elternschaft

Um das Verbot der Leihmutterschaft auch weitestgehend durchsetzen zu können, hat sich die deutsche Gesetzgebung gegen eine in genetische und gebärende gespaltene Mutterschaft entschieden.[46] Nach §1591 Bürgerliches Gesetzbuch (BGB) ist die Mutter eines Kindes lediglich jene Frau, die das Kind geboren hat. Auf Grundlage dieses Gesetzes wird das Kind anstelle der Wunschmutter endgültig der Leihmutter zugeordnet.[47] Die Gesetzgebung sieht dabei bewusst keine Anfechtungsregelungen bezüglich der Mutterschaft vor, sodass für die Wunschmutter momentan keine Möglichkeit besteht, als rechtliche Mutter anerkannt zu werden.[48] Um im Nachhinein eine rechtliche Anerkennung der Elternschaft zu erlangen, steht ihr bislang einzig die Möglichkeit einer Adoption frei.

Die Durchsetzung einer Vaterschaftsanerkennung des genetischen Vaters ist hingegen vom familienrechtlichen Status der Leihmutter abhängig. Ist die Leihmutter verheiratet, sieht §1592 Nr.1 BGB ihren Ehemann als Vater des im Wege der Leihmutterschaft geborenen Kindes vor. Dem genetischen Vater steht es dann aber frei dagegen vorzugehen und die Anerkennung der Vaterschaft anzufechten. Im Falle einer unverheirateten Leihmutter kann der Wunschvater gemäß §1592 Nr.2 in Verbindung mit §1595 (1) BGB mit ihrem Einverständnis die Vaterschaft des Kindes anerkennen.[49] Die Erklärung zur Anerkennung einer

---

[41] Vgl. Helms (2013), S.115
[42] Vgl. Engel (2014), S.556
[43] Vgl. Helms (2013), S.114
[44] Vgl. Duden (2014), S.164
[45] Vgl. Engel (2014), S.541
[46] Vgl. Diel (2014), S.46
[47] Vgl. Helms (2013), S.115
[48] Vgl. Köster (2013), S.2
[49] Vgl. Helms (2013), S.115

Vaterschaft muss öffentlich durch einen Notar, Amtsgericht, Jugendamt oder Standesamt beurkundet werden.[50]

3.2.3 Drohende Sanktionierungen und Geldbußen

Anhand dieser gesetzlichen Regelungen und drohender Sanktionierung gelang es, die Leihmutterschaft im Inland weitestgehend zu unterbinden.[51] Explizit wird im Embryonenschutzgesetz §1 Nr.7 darauf hingewiesen, dass die medizinische Assistenz um eine Leihmutterschaft herbeizuführen mit bis zu drei Jahren Freiheitsstrafe oder Geldstrafe bestraft wird:

„Mit Freiheitsstrafe bis zu drei Jahren oder Geldstrafe wird bestraft, wer es unternimmt, bei einer Frau, welche bereit ist, ihr Kind nach der Geburt Dritten auf Dauer zu überlassen [...], eine künstliche Befruchtung durchzuführen oder auf sie einen menschlichen Embryo zu übertragen."[52]

Daneben ahndet das Adoptionsvermittlungsgesetz gemäß §13 c in Verbindung mit §14 b (1) die Vermittlung von Leihmüttern an kinderlose Paare mit bis zu einem Jahr Freiheitsstrafe oder Geldstrafe. Die gesetzlichen Bestimmungen nach §1 (3) Nr.2 ESchG nehmen jedoch die Leihmutter als auch die Wunscheltern aus der Bestrafung heraus.[53]

Einerseits zeigt der Gesetzgeber damit besonderes Verständnis für die materielle Notlage der Leihmutter und andererseits für die psychosoziale Last einer langwierigen unfreiwilligen Kinderlosigkeit der Wunscheltern.[54] Unter Strafe stehen in Deutschland also vor allem vermittelnde oder für Leihmutterschaft werbende Personen sowie mittels IVF oder Embryonentransfer geleistete Hilfestellungen dritter.[55]

3.3 Rechtslagen im Ausland

Regelungen bezüglich des Umgangs mit der Leihmutterschaft fallen im internationalen Vergleich sehr unterschiedlich aus.[56] Die Bandbreite reicht von einem offenen Umgang mit der Leihmutterschaft über fehlende gesetzliche Bestimmungen bis hin zu einem strikten Verbot.[57] Einer restriktiven Haltung folgt neben Deutschland unter anderem auch Frankreich, Italien,

---

[50] Vgl. Seehafer (2005), S.253
[51] Vgl. Engel (2014), S.541
[52] Bundesministerium der Justiz und für Verbraucherschutz (2014a)
[53] Vgl. Engel (2014), S. 541
[54] Vgl. Schöps (1999), S.11
[55] Vgl. Helms (2013), S.115
[56] Vgl. Engel (2014), S.540
[57] Vgl. Depenbusch, Schultze-Mosgau (2013), S.298

die Schweiz,[58] Dänemark, Österreich, Norwegen, Schweden[59] und Portugal. Im Gegensatz dazu stehen beispielsweise die Niederlande, England, Griechenland, Indien, Russland und andere post-sowjetische Rechtsordnungen der Leihmutterschaft liberal gegenüber.[60] Im Kern einer Liberalisierung der Leihmutterschaft steht nach Engels die „besondere Wertschätzung des Wunsches nach einem Kind", in diesem Sinne also eine gewisse „Fortpflanzungsauto-nomie" und das „Recht auf Fortpflanzung".[61]

Bei einem generell eher offenen Umgang mit der Leihmutterschaft, sehen diese Länder je-doch unterschiedliche gesetzliche Voraussetzungen bezüglich der Zulässigkeit von Leihmut-terschaften und der Anerkennung der Wunscheltern als rechtliche Eltern vor. Zumindest um die Stellung als Eltern im Rechtssinne zu erlangen, bedarf es oftmals eines gerichtlichen Beschlusses. Dafür muss meist wenigstens die Wunschmutter oder der Wunschvater mit dem Kind genetisch verwandt sein.[62] Es gibt aber auch Ausnahmen. In der Ukraine bei-spielsweise geht die Zugehörigkeit direkt mit der Geburt des Kindes an die Wunscheltern über.[63]

Bezüglich der rechtlichen Strukturen zum Thema Leihmutterschaft nehmen die USA und Belgien eine Sonderstellung ein. Bei der Frage eines Verbots oder einer Legalisierung der Leihmutterschaft bleibt die Position Belgiens unklar, da gesetzliche Bestimmungen über de-ren Zulässigkeit fehlen. In Amerika ist die Gesetzesstruktur bezüglich der Leihmutterschaft hingegen sehr heterogen. Mehrheitlich ist sie in den einzelnen Staaten erlaubt. Nur in weni-gen Staaten wie New York, District of Columbia oder Michigan herrscht ein striktes Verbot. Dennoch gelten auch unter den Staaten, in denen die Leihmutterschaft erlaubt ist verschie-dene „Zulässigkeitsvoraussetzungen" sowie „abstammungsrechtliche Konsequenzen".[64]

3.4 Reproduktionstourismus

Das Verbot der Leihmutterschaft im Heimatland veranlasst immer mehr kinderlos gebliebene Paare ins liberale Ausland zu reisen und sich dort den Traum vom eigenen Kind zu erfüllen.[65] Die Europäische Gesellschaft für Reproduktion und Embryologie (ESHRE) schätzt, dass in Deutschland inzwischen jährlich mehr als zweitausend Paare für eine Kinderwunschbehand-lung in das leihmutterschaftsfreundliche Ausland reisen.[66] Mittlerweile hat sich sogar ein rich-

---

[58] Vgl. Engel (2014), S.541
[59] Vgl. Seehafer (2005), S.253
[60] Vgl. Helms (2013), S.115ff.
[61] Engel (2014), S.542
[62] Vgl. Helms (2013), S.119
[63] Vgl. Duden (2014), S.165
[64] Vgl. Helms (2013), S.116f.
[65] Vgl. Duden (2014), S.164
[66] Vgl. Spiewak (2013), S.31f.

tiger Markt für Leihmutterschaften entwickelt,[67] sodass man inzwischen von einem Fortpflanzungs- oder Reproduktionstourismus spricht.[68]

Bemerkenswert ist dabei, dass sich die Nachfrage vor allem auf Länder mit niedrigem Preisniveau, wie das in asiatischen und lateinamerikanischen Ländern verteilt. Tatsächlich ist das Preisgefälle bei Leihmutterschaftsaufträgen sehr groß. Wunscheltern zahlen je nach Wohnort der Leihmutter zwischen 12.000 und 75.000 Euro.[69] In dieser Gesamtsumme enthalten sind der während der Schwangerschaft entstandene Verdienstausfall der Leihmutter, reproduktionsmedizinische Behandlungskosten und Reisekosten der Wunscheltern.[70]

Häufig stellen sich die betroffenen Frauen nicht aus altruistischen Motiven heraus als Leihmutter zur Verfügung. Stattdessen zwingen schwierige soziale Verhältnisse und schlechte finanzielle Umstände die Frauen diese Entscheidung zu treffen. So entfällt etwa ein Viertel bis ein Drittel des Gesamtbetrages auf eine zusätzliche Entschädigung der Leihmutter.[71]

Man geht davon aus, dass inzwischen jedes Jahr mehrere Tausend Kinder aufgrund von Leihmutterschaftsaufträgen geboren werden.[72] Unterstützt wurde diese Entwicklung in den letzten Jahren vor allem durch den verstärkten Austausch von Informationen innerhalb einer weltweiten Vernetzung durch das Internet.[73] Global werben ausländische Kliniken über „online abrufbare Dienstleistungskataloge" für mögliche Kinderwunschbehandlungen.[74] Daneben bieten speziell auf den Reproduktionstourismus ausgerichtete Reiseunternehmen ausländischen Wunscheltern ihre Dienste an.[75] Die Seriosität dieser Angebote bleibt dabei fraglich und innerhalb einer Bewerbung im Internet schwierig einzuschätzen.[76] Folgt man den Aussagen der Sozialpädagogin Sonja Börner „fehlt einigen Kliniken die Erfahrung" oder sie „locken [teilweise] mit falschen Versprechen".[77]

Dieser Dynamik stehen bezüglich der Leihmutterschaft aufgeschlossene Nationen unterschiedlich gegenüber. Während einige lediglich Leihmutterschaften, welche aus altruistischen Motiven heraus entspringen zulassen, konzentrieren sich andere vor allem auf die kommerzielle Vermarktung von Leihmutterschaften. Daraus könnte man schließen, dass sich diese Länder nicht nur in einer unterschiedlichen Ausgestaltung ihrer Zulässigkeitsvoraussetzungen voneinander abgrenzen, sondern auch in ihrer generellen Umgangsweise und

---

[67] Vgl. Duden (2014), S.164
[68] Vgl. Diel (2014), S.10
[69] Vgl. Engel (2014), S.543f.
[70] Vgl. Helms (2013), S.118
[71] Vgl. Engel (2014), S.545
[72] Vgl. ebd., S.544
[73] Vgl. Duden (2014), S.164
[74] Engel (2014), S.543
[75] Vgl. Schuh (2013), S.37
[76] Vgl. Depenbusch, Schultze-Mosgau (2013), S.299
[77] Spiewak (2013), S.32

Zielsetzung mit der Leihmutterschaft. So versucht Griechenland beispielsweise durch Vorgabe eines Mindestwohnzeitraums der Beteiligten von sechs Monaten den Fortpflanzungstourismus innerhalb ihrer Landesgrenzen zu unterbinden. Im Gegensatz dazu fördert Indien durch die Ausstellung sogenannter „medical visa" die Einreise ausländischer Wunscheltern für reproduktionsmedizinische Behandlungen.[78]

3.5 Leihmutterschaft - ein länderübergreifender Vergleich

Wie unterschiedlich weltweit der Umgang mit der Leihmutterschaft ist, soll in der folgenden Gegenüberstellung zwischen deutschen und indischen Leihmutterschaftsfällen herausgestellt werden.

3.5.1 Leihmutterschaft in Deutschland

Mit der Behauptung „Leihmutterschaft wird in den nächsten Jahren massive rechtliche Probleme auf nationaler und internationaler Ebene verursachen", behielt Benöhr-Laqueur recht. Denn wie sie 2009 prognostiziert hatte, ist die derzeitige Situation in Deutschland bei Leihmutterschaftsfällen tatsächlich als sehr problematisch einzustufen.[79] Grundsätzlich finden sich unter deutschen Leihmutterschaften Vorfälle, die entgegen des Verbots heimlich im Inland stattfinden und zugleich leihmutterschaftstouristische Engagements durch kinderlose deutsche Paare im Ausland.[80]

Das meist besuchte leihmutterschaftstouristische Zielland der Deutschen ist die USA.[81] Bei ausländischer Legalisierung der Leihmutterschaft, stellen sich aus juristischer Sicht für die Wunscheltern bis zur Geburt des Kindes meist keine Probleme ein. Möchten diese jedoch mit dem im Wege der Leihmutterschaft geborenen Kind in ihr Heimatland Deutschland zurückkehren, kommt es aufgrund der restriktiven deutschen Gesetzgebung häufig zu Konfliktsituationen bei der Passbeantragung für das Kind und dessen Einreise.[82] Das Staatsangehörigkeitsgesetz in Deutschland orientiert sich stark am Abstammungsprinzip, nachdem Kinder die Staatsbürgerschaft ihrer Eltern erlangen.[83] Da jedoch nach deutschem Recht die Geburtsmutter - hier die Leihmutter - und ihr Ehemann die rechtlichen Eltern des Kindes sind, stellen deutsche Behörden bei Verdacht eines Leihmutterschaftsfalles die entsprechend benötigten Einreisepapiere für das Kind nicht ohne weiteres aus.[84] Zudem erkennt die deutsche

---

[78] Vgl. Helms (2013), S.117ff.
[79] Benöhr-Laqueur (2009), S.86
[80] Vgl. Diel (2014), S.211
[81] Vgl. Diel (2014), S.22
[82] Vgl. Depenbusch, Schultze-Mosgau (2013) S.300
[83] Vgl. Schuh (2013) S.55f.
[84] Vgl. Strassmann (2012), S.45

Gesetzgebung aufgrund des ordre public gemäß §328 (1) Nr.4 Zivilprozessordnung (ZPO) bzw. §109 (1) Nr.4 Gesetz über das Verfahren in Familiensachen und in den Angelegenheiten der freiwilligen Gerichtsbarkeit (FamFG) die „grundsätzlich anerkennungsfähigen" ausländischen Urkunden zumeist nicht an.[85]

Anerkennung ausländischer Urteile §328 (1) Nr.4 ZPO bzw.

Anerkennungshindernisse §109 (1) Nr.4 FamFG

„Die Anerkennung des Urteils eines ausländischen Gerichts ist ausgeschlossen, wenn die Anerkennung des Urteils zu einem Ergebnis führt, das mit wesentlichen Grundsätzen des deutschen Rechts offensichtlich unvereinbar ist, insbesondere wenn die Anerkennung mit den Grundrechten unvereinbar ist."[86]

Trotz der grundsätzlich strengen rechtlichen Handhabung in Deutschland, sind jedoch nur wenige Fälle bekannt, in denen die Wunscheltern über Monate oder Jahre auf eine Einreise nach Deutschland warten mussten.[87] Um das Wohl des Kindes nicht zu gefährden, besteht bei leihmutterschaftstouristischen Fällen die Möglichkeit, den Wunscheltern durch verfahrensrechtliche Anerkennung die rechtliche Elternschaft zuzusprechen.[88]

Unfreiwillig kinderlos gebliebene Paare aus Deutschland greifen jedoch nicht nur auf Angebote ausländischer Leihmütter zurück. In Leihmutterschaft und Reproduktionstourismus stellt Diel praktizierte Strategien unfreiwillig kinderlos gebliebener Paare vor, um innerhalb deutscher Landesgrenzen Leihmutterschaften möglichst unauffällig durchzuführen. Darunter nennt er neben dem „Seitensprungkindmodell" auch das sogenannte „Schwesternbesuchmodell".[89]

Beim Seitensprungkindmodell beauftragen die Wunscheltern im Ausland eine unverheiratete Leihmutter. Vor den Behörden gibt der Wunschvater an, es während eines früheren Aufenthaltes im Ausland gezeugt zu haben. Das Kind sei also Ergebnis eines „Seitensprungs". Nachdem die Leihmutter daraufhin behauptet, sich nicht um das Kind sorgen zu wollen, nimmt der Wunschvater das Kind an. Nach einer Vaterschaftsfeststellung bei genetischer Verwandtschaft des Wunschvaters zum Kind, stellt die Ausstellung eines Kinderreisepasses für die Einreise nach Deutschland dann meist kein Problem mehr dar. Später kann im Rahmen einer Stiefkindadoption auch der Wunschmutter die rechtliche Elternschaft zugesprochen werden.

---

[85] Vgl. Engel (2014), S.548ff.
[86] Bundesministerium der Justiz und für Verbraucherschutz (2014b)
[87] Vgl. Engel (2014), S.551
[88] Vgl. Diel (2014), S.211
[89] Ebd., S.211-213

Der Vorgang des *Schwesternbesuchmodells* ist sehr ähnlich. Hier beauftragen die Wunscheltern ebenfalls eine ledige ausländische Leihmutter. Nachdem sie in ihrem Heimatland mit dem Embryo der Wunscheltern künstlich befruchtet wurde, reist diese vorgeblich als Schwester der Wunschmutter zu Besuch einige Monate vor der Entbindung nach Deutschland. Nachdem die Wunschmutter den vermeintlichen Seitensprung ihres Mannes mit ihrer Schwester bereits verziehen hat, erkennt der Wunschvater die Vaterschaft zu dem Kind noch vor der Geburt an. Die Leihmutter äußert daraufhin nach der Entbindung, sich nicht um das Kind kümmern zu wollen und reist wieder in ihr Ursprungsland zurück. Durch eine Stiefkindadoption erlangt die Wunschmutter auch hier wieder die rechtliche Elternschaft.

Gegenüber dem Seitensprungkindmodell besteht beim Schwesternbesuchmodell also der Vorteil, dass bei Geburt des Kindes in Deutschland keine erschwerte Einreise aufgrund rechtlicher Bedingungen zu befürchten ist. Wie glaubwürdig eine derartige Geschichte jedoch vor den Behörden erscheint, bleibt dabei fraglich.[90] Sollte den Behörden die unrechtmäßig in Deutschland durchgeführte Leihmutterschaft doch auffallen, kommt es in aller Regel zu einem familienrechtlichen Gerichtsverfahren, welches meist die Adoption des Kindes durch die Wunscheltern vorsieht. Bisher wurde zumindest kein Fall bekannt, in dem das leihmutterschaftlich geborene Kind später nicht den Wunscheltern zur Adoption freigegeben wurde.[91]

3.5.2 Leihmutterschaft in Indien

Indien zählt zu den leihmutterschaftsfreundlichsten Ländern weltweit.[92] So ist die Leihmutterschaft in den meisten großen Städten Indiens, darunter Mumbai, Delhi, Bengaluru, Indore oder Kolkata präsent. Obgleich die Durchführung kommerzieller Leihmutterschaften erst im Jahre 2002 legalisiert wurde, bedient Indien heute neben der inländischen Nachfrage vor allem auch europäische Staaten, Nordamerika und Australien.[93] Kinderlose ausländische Paare lockt vor allem das vergleichsweise niedrige Preisniveau.[94] Nunmehr wird angenommen, dass hier durch den Fortpflanzungstourismus jährlich ein Mindestumsatz von 500 Millionen US-Dollar erzielt wird.[95] Berücksichtigt man die finanzielle Notlage vieler indischer Familien, scheint die staatliche Förderung zur Durchführung von Leihmutterschaften nachvollziehbar.

---

[90] Vgl. Diel (2014), S. 211ff.
[91] Vgl. Engel (2014), S.551
[92] Vgl. Bertschi (2014), S.167
[93] Vgl. DasGupta, Das DasGupta (2014), S.VIII-X
[94] Vgl. Bertschi (2014), S.196
[95] Vgl. Helms (2013), S.118

Die Leihmutterschaftspraxis in Indien wird von privaten Kliniken beherrscht. Es wird angenommen, dass sich mittlerweile etwa 350 Kliniken in Indien auf die kommerzielle Leihmutterschaft ausgerichtet haben und es dadurch jährlich zu rund 3000 Geburten kommt.[96] Aufgrund eines fehlenden Systems der nationalen Registrierung, gibt es jedoch keine bestätigten Zahlen, welche exakte Ergebnisse liefern.[97] Die Kliniken übernehmen die Vermittlung von Leihmutter und Wunscheltern, führen die fortpflanzungsmedizinische Behandlung durch und kümmern sich um die Ausgestaltung des Leihmutterschaftsvertrages.[98] Generell sind diese Kliniken jedoch vor allem für ihr unkontrolliertes, profitorientiertes Handeln bekannt.[99] Angesichts der Tatsache, dass die Kliniken von keiner staatlichen Instanz überwacht werden und es den Firmen an ethischen Leitlinien fehlt[100], lässt sich das Ergebnis einiger Missbrauchsfälle und genereller Missstände leicht nachvollziehen. So kann man davon ausgehen, dass die Kliniken nicht immer den zuvor vereinbarten Betrag an die Leihmütter auszahlen.[101] Zudem werden sie nicht ausreichend über das genaue Verfahren der reproduktionsmedizinischen Behandlung[102] und deren gesundheitlichen Risiken informiert.[103] Hinzu kommt, dass die Kliniken zwar Wert auf ein eindeutiges Einverständnis der Leihmütter legen[104], sie der Leihmutter jedoch den Leihmutterschaftsvertrag meist nur in englischer Sprache zur Unterschrift vorlegen. Wird berücksichtigt, dass die indischen Leihmütter zumeist über einen geringen Bildungsstand verfügen und deshalb weder lesen noch schreiben können, liegt der Schluss nahe, dass sie die unterschriebenen Dokumente nicht verstehen.[105] Unter dem Aspekt der Menschenwürde ist aber vor allem auch die ständige Kontrolle von „Aktivitäten und Essgewohnheiten" der Leihmütter durch das Klinikpersonal kritisch zu betrachten. Dafür werden die Leihmütter in speziellen Schlafsälen der Kliniken untergebracht oder das Klinikpersonal stattet regelmäßige Besuche bei der Leihmutter zu Hause ab.[106] Vor diesem Hintergrund scheint das Selbstbestimmungsrecht der indischen Leihmütter während der Schwangerschaft erheblich eingeschränkt.

Eine durchschnittliche indische Leihmutter hat typischerweise bereits mit der eigenen Familienplanung abgeschlossen und ist zwischen 20 und 45 Jahren alt.[107] Beauftragen kinderlose

---

[96] Vgl. Bertschi (2014), S.178f.
[97] Vgl. DasGupta, Das DasGupta (2014), S.X
[98] Vgl. Bertschi (2014), S.179
[99] Vgl. ebd., S.167
[100] Vgl. DasGupta, Das DasGupta (2014), S.X
[101] Vgl. Bertschi (2014), S.199
[102] Vgl. ebd., S.186
[103] Vgl. ebd., S.173
[104] Vgl. ebd., S.181
[105] Vgl. ebd., S.168
[106] Ebd., S.187f.
[107] Vgl. ebd., S.190f.

Paare eine indische Leihmutter, betragen die Gesamtkosten etwa 25.000-30.000 US-Dollar. Davon erhält die Leihmutter in der Regel etwa 6.000-10.000 US-Dollar.[108] Zumeist zwingen ärmliche Verhältnisse und gegebenenfalls der Druck des Ehemanns Frauen dazu, ihren Körper unfreiwillig kinderlos gebliebenen Paaren zur Verfügung zu stellen.[109] Hinzu kommt die psychische Belastung durch die Missachtung von Leihmüttern in der indischen Gesellschaft. Denn obwohl die Leihmutterschaft in Indien erlaubt ist, wird sie innerhalb der Bevölkerung oft sogar mit Prostitution verglichen.[110]

Trotz alle dem bietet die Leihmutterschaft armen Frauen die Möglichkeit, Summen zu verdienen, welche für sie unter anderen Umständen unmöglich zu verdienen wären.[111] Zusammenfassend kann man also feststellen, dass je nach dem welcher Position man sich in diesem komplexen Sachverhalt anschließen möchte, die Leihmutterschaft in Indien entweder als „Chance für mittellose Familien oder als Ausbeutung von Frauen in Not" angesehen werden kann.[112]

4. Diskussion

Eine Auseinandersetzung mit der Fragestellung, ob Vor- oder Nachteile der Leihmutterschaft überwiegen, scheint vor dem Hintergrund einer weltweit unterschiedlichen rechtlichen Handhabung zwischen restriktivem und liberalem Ansatz diskussionswürdig.

In der kontroversen Debatte zwischen dem ´Für und Wider´ der Leihmutterschaft, haben sich je nach vertretenem Standpunkt sogar unterschiedliche Begrifflichkeiten etabliert. Gegner reduzieren so die Leihmutterschaft auf eine Gebärmutterwirtschaft, bezeichnen daneben die Leihmutter als Mietgebärmutter und Wunscheltern als Bestelleltern. Befürworter hingegen, sehen die Leihmutterschaft als einen Akt der Solidarität unter Frauen an.[113]

Das Ausmaß derart auseinanderfallender Ansichten scheint vor allem an der „moralische[n] Aufladung"[114] des Themas zu liegen. So sehen Gegner im Zuge einer zunehmenden Liberalisierung vor allem die klassische Familienstruktur gefährdet.[115] Die Ansicht scheint gerechtfertigt, sofern berücksichtigt wird, dass durch reproduktionsmedizinischer Behandlung bis zu fünf Elternteile bei der Entstehung eines Kindes mitwirken können. Darunter zählen Leihmutter, Wunscheltern und gegebenenfalls Keimzellenspender.[116] Innerhalb reproduktionsmedizi-

---

[108] Vgl. Helms (2013), S.119
[109] Vgl. Schuh (2013), S.89
[110] Vgl. Bertschi (2014), S.197f.
[111] Vgl. DasGupta, Das DasGupta (2014), S.XII
[112] Bertschi (2014), S.174
[113] Vgl. DasGupta, Das DasGupta (2014), S.Xf.
[114] Engel (2014), S.540
[115] Vgl. Strassmann (2012), S.45
[116] Vgl. Bokelmann, Bokelmann (2003), S.13

nischer Möglichkeiten, kommt es damit zu einer Unterscheidung zwischen biologischer, sozialer, und genetischer Elternschaft.[117]

Daneben führen kritische Stimmen an, dass besonders im Hinblick darauf, dass eine fremde Frau das Kind austrägt Probleme auftreten. Sie betonen dahingehend, dass während der Schwangerschaft eine gewisse Bindung zwischen Leihmutter und Kind entsteht, welche die Leihmutter zum Zeitpunkt ihrer Zustimmung schwer einschätzen könne.[118] Diese höhere psychische Belastung könnte sich bisweilen auch negativ auf die Gesundheit des Kindes auswirken.[119] Dieses Argument wird jedoch durch die Ansicht relativiert, dass die Leihmutter sich während der Schwangerschaft darauf einstellen kann, das Kind später an die Wunscheltern abgeben zu müssen. So versuche sie im Vorhinein den Aufbau einer zu starken emotionalen Bindung zu unterbinden.[120] Zudem seien die genetische Zusammengehörigkeit, sowie die soziale Elternschaft bedeutsamer als eine kurzweilige Verbundenheit während der Schwangerschaft.[121]

Besonderes Augenmerk legen die Gegner von Leihmutterschaften, auf die vermeintliche Ausbeutung ausländischer Frauen in Not.[122] Befürworter konzentrieren sich hier in ihrer Argumentation vor allem auf die belastende Situation der bisweilen kinderlosen Wunscheltern. Sie würden deshalb „keine egoistische Entscheidung selbstgerechter Ausbeuter […], sondern den [einzig verbleibenden] Weg verzweifelter, unfruchtbarer Paare" wählen.[123] Dem fügen sie hinzu, dass der tägliche Kauf von Konsumgütern, welche unter verwerflichen Lebensbedingungen, ja sogar durch Kinderarbeit produziert wurden, nicht weniger bedenklich sei, als die Inanspruchnahme ausländischer Leihmütter. Außerdem würden die Gegner der Leihmutterschaft nicht berücksichtigen, dass unter den Leihmüttern auch Frauen sind, welche weniger aus finanziellen Gründen, sondern vielmehr aus altruistischen Motiven heraus zustimmen. Des Weiteren konzentriere sich das Geschäft der Leihmutterschaft nicht allein auf wohlhabende ausländische Wunscheltern, sondern zugleich auf inländische von Unfruchtbarkeit betroffene Paare.[124]

---

[117] Vgl. Diel (2014), S.34
[118] Vgl. Schuh(2013), S. 89f.
[119] Vgl. Diel (2013), S.56f.
[120] Vgl. Depenbusch, Schultze-Mosgau (2013), S.300
[121] Vgl. Diel (2014), S.65
[122] Vgl. Schuh (2013), S.88f.
[123] Ebd., S.97
[124] Vgl. ebd., S.93ff.

5. Fazit

Zusammenfassend lässt sich feststellen, dass der starke Wunsch nach einem eigenen Kind immer mehr unfreiwillig kinderlos gebliebene Paare dazu veranlasst, das Leihmutterschaftsverbot in ihrem Heimatland zu umgehen. Handelt es sich also um heimlich im Inland verbotswidrig durchgeführte Leihmutterschaften oder um leihmutterschaftstouristische Fälle im liberalen Ausland, so stellt sich die Frage, ob die strafrechtlichen Sanktionen der restriktiven Gesetzgebungen vielleicht zu milde ausfallen. So könnte man annehmen, dass die Gesetzgebung mit der Herausnahme der Leihmutter und der Wunscheltern aus einer strafrechtlichen Sanktionierung evtl. zu viel Verständnis für deren prekäre Situation zeigt.

Dazu kommt, dass bei leihmutterschaftstouristischen Fällen, zwar zunächst bezüglich der rechtlichen Anerkennung der Elternschaft in aller Regel Probleme auftreten, weil nach deutschem Recht immer zunächst die Geburtsmutter - in diesem Sinne also die Leihmutter - als rechtliche Mutter anzuerkennen ist. Die anschließende rechtliche elterliche Anerkennung der Wunscheltern durch verfahrensrechtliche Anerkennung oder Adoption schwächt jedoch die erhoffte Wirkung einer eigentlich restriktiv vorgesehenen Gesetzgebung zusätzlich ab. Insgesamt erreicht die deutsche Gesetzgebung angesichts des zunehmenden leihmutterschaftstouristischen Trends nicht die erhoffte Wirkung. Es liegt damit eher der Schluss nahe, dass restriktive Gesetzgebungen das gegenteilige Ziel erreichen und im Ausland sogar eine kommerzielle Form der Leihmutterschaft fördern.

Deshalb könnten in Deutschland mit einer Zulassung der Leihmutterschaft in engem Rahmen Nachteile für Leihmütter und Wunscheltern reduziert werden. Durch weniger Nachfrage ungewollt kinderlos gebliebener Paare aus Ländern, in denen die Leihmutterschaft bisher verboten ist, würde die profitorientierte, kommerzielle Form der Leihmutterschaft im Ausland womöglich eingedämmt. Damit könnten nicht nur arme Frauen vor Ausbeutung geschützt werden, sondern auch deutsche Wunscheltern vor unkontrollierten und evtl. betrügerischen ausländischen Angeboten.

Insgesamt betrachtet, bewegt sich das Thema der Leihmutterschaft auf einer sehr schmalen Gradwanderung, bei der sich die Anerkennung ethischer, sittlicher und moralischer Aspekte und die Berücksichtigung des schweren Schicksals ungewollt kinderloser Paare gegenüberstehen. Ob man die Leihmutterschaft also als legitime *Möglichkeit* der Kinderwunschbehandlung oder eher als *Grenze* zwischen dem ethisch noch vertretbarem und verwerflichem ansehen möchte, muss in letzter Konsequenz jedem selbst überlassen werden.

Literaturverzeichnis

Monographien

[Bertschi (2014)] Bertschi N: Leihmutterschaft - Theorien, Praxis und rechtliche Perspektiven in der Schweiz, den USA und Indien, Stämpfli Publikationen, Bern, 2014.

[Bokelmann, Bokelmann (2003)] Bokelmann V, Bokelmann M: Zur Lage der für andere übernommene Mutterschaft - Rechtsvergleich mit Reformvorschlägen, Peter Lang Verlag, Frankfurt am Main, 2003.

[Diel (2014)] Diel A: Leihmutterschaft und Reproduktionstourismus, Metzner Verlag, Frankfurt am Main, 2014.

[Fränznick, Wieners (2001)] Fränznick M, Wieners K: Ungewollte Kinderlosigkeit - Psychosoziale Folgen, Bewältigungsversuche und die Dominanz der Medizin, 2. Aufl., Juventa Verlag, Weinheim München, 2001.

[Pschyrembel (2013)] Pschyrembel - klinisches Wörterbuch, 264. Aufl., De Gruyter Verlag, Berlin, 2013.

[Schöps (1999)] Schöps M: Leihmutterschaft. Rechtsphilosophische Fragen, GRIN Verlag, Norderstedt, 1999.

[Schuh (2013)] Schuh D: Verbotene Kinder - Elternschaft, nationale Zugehörigkeit und Technologie in der Debatte über Leihmutterschaft in Frankreich und Deutschland, Akademiker Verlag, Saarbrücken, 2013.

Sammelbände

[Almut (2010)] Almut D: Psychologische Beratung und Begleitung in der Kinderwunschtherapie, in: Michael L (Hrsg.): Gynäkologische Endokrinologie und Reproduktionsmedizin - Aktuelle Themen der frauenärztlichen Praxis, Hans Marseille Verlag, München, 2010, S.103-112.

[DasGupta, Das DasGupta (2014)] DasGupta S, Das DasGupta S: Introduction, in: DasGupta S, Das DasGupta S (Hrsg.): Globalization and transnational surrogacy in India, Lexington Books, Lanham Boulder New York Toronto Plymouth UK, 2014, S. VII-XVIII.

[Depenbusch, Schultze-Mosgau (2013)] Depenbusch M, Schultze-Mosgau A: Leihmutterschaft, in: Diedrich K (Hrsg.): Reproduktionsmedizin, Springer Verlag, Berlin Heidelberg, 2013, S.298-301.

[Ludwig et al. (2013)] Ludwig M, Diedrich K, Nawroth F: Was ist >>Sterilität<<-eine Begriffsbestimmung, in: Diedrich K (Hrsg.): Reproduktionsmedizin, Springer Verlag, Berlin Heidelberg, 2013, S.1-8.

Zeitschriften

[Benöhr-Laqueur (2009)] Benöhr-Laqueur S: Leihmutterschaft und Kindesverkauf via Internet: Der Fall Baby Donna, in: Die Hebamme, 2009, 22 (2), S. 84-87.

[Duden (2014)] Duden K: Ausländische Leihmutterschaft: Elternschaft durch verfahrensrechtliche Anerkennung, in: Das Standesamt, 2014, 67 (6), S. 164-169.

[Engel (2014)] Engel M: Internationale Leihmutterschaft und Kindeswohl, in: Zeitschrift für europäisches Privatrecht, 2014, 22 (3), S. 538-561.

[Helms (2013)] Helms T: Leihmutterschaft - Ein rechtsvergleichender Überblick, in: Das Standesamt, 2013, 66 (4), S. 114-118.

[Köster (2013)] Köster E: Rechtliche Abstammung des Kindes bei Leihmutterschaft, in: FamRZ, 2013, 60 (24), S. 1994-1995.

[Seehafer (2005)] Seehafer P: Hebammenarbeit in der Grauzone, in: Die Hebamme, 2005, 18 (4), S. 252-258.

[Spiewak (2013)] Spiewak M: Reproduktionsmedizin - Ein neues Embryonenschutzgesetz muss her, in: Die Zeit, 2013, 68 (34), S. 31-32.

[Strassmann (2012)] Strassmann B: Gesellschaft - Leihmutterschaft und Recht, in: Die Zeit, 2012, 67 (48), S. 44-45.

Internetquellen

[Bundesamt für Justiz (2014)] Bundesamt für Justiz (Hrsg.): Adoptionsvermittlungsgesetz. https://www.bundesjustizamt.de/DE/SharedDocs/Publikationen/BZAA/AdVermiG_de.pdf;jses sionid=4CF2361837B221D9C0D614AF29481975.1_cid386?__blob=publicationFile&v=2, abgerufen am: 08.09.2014.

[Bundesministerium der Justiz und für Verbraucherschutz (2014a)]: Bundesministerium der Justiz und für Verbraucherschutz (Hrsg.): Embryonenschutzgesetz. http://www.gesetze-im-internet.de/eschg/__1.html, abgerufen am: 08.09.2014.

[Bundesministerium der Justiz und für Verbraucherschutz (2014b)] Bundesministerium der Justiz und für Verbraucherschutz (Hrsg.): Zivilprozessordnung. http://www.gesetze-im-internet.de/zpo/__328.html, abgerufen am: 08.09.2014.

[Bundeszentrale für gesundheitliche Aufklärung (2013)] Bundeszentrale für gesundheitliche Aufklärung (Hrsg.): Warum gerade wir? - Wenn ungewollte Kinderlosigkeit die Seele belastet. http://www.bzga.de/botmed_13624001.html, abgerufen am: 09.09.2014.

[Bundeszentrale für gesundheitliche Aufklärung (2012)] Bundeszentrale für gesundheitliche Aufklärung (Hrsg.): Wenn ein Traum nicht in Erfüllung geht ... - Kinderwunsch und Unfruchtbarkeit. http://www.bzga.de/botmed_13622061.html, abgerufen am: 09.09.2014.

[Robert Koch Institut (2004)] Robert Koch Institut (Hrsg.): Ungewollte Kinderlosigkeit. http://edoc.rki.de/documents/rki_fv/reUzuR53Jx9JI/PDF/27ZlDyKPODMF_5320.pdf, abgerufen am: 09.09.2014.

[Statistisches Bundesamt (2013)] Statistisches Bundesamt (Hrsg.): Geburtentrends und Familiensituation in Deutschland. https://www.destatis.de/DE/Publikationen/Thematisch/Bevoelkerung/HaushalteMikrozensus/ Geburtentrends5122203129004.pdf?__blob=publicationFile, abgerufen am 31.08.2014.

[Statistisches Bundesamt (2012)] Statistisches Bundesamt (Hrsg.): Geburten in Deutschland. https://www.destatis.de/DE/Publikationen/Thematisch/Bevoelkerung/Bevoelkerungsbewegun g/BroschuereGeburtenDeutschland0120007129004.pdf?__blob=publicationFile, abgerufen am: 14.09.2014.